SUR LA VALEUR PROPHYLACTIQUE DE L'EXCISION DE LA SCLÉROSE SYPHILITIQUE INITIALE.

Par **J. CHADZYNSKI**, D. M. P.

Ancien interne des hôpitaux de Lyon; médecin de l'hôpital général de Lemberg. (Gallicie autrichienne.)

Depuis le moment où les expériences cliniques (Bassereau, Clerc, Rollet) ont définitivement séparé du chancre mou le chancre induré, et lui ont assigné des caractères acceptés par tous les syphiligraphes, on s'est accordé à reconnaître : 1° que le chancre induré ne se procrée jamais de soi-même, mais qu'il est quelquefois médiatement, le plus souvent immédiatement, communiqué à l'organisme par contact avec un point contagieux produisant toujours une lésion de même nature ; 2° que le chancre induré syphilitique, n'appartient ni aux poisons, ni aux venins, car ces deux agents, suivant la qualité et la quantité de l'élément introduit dans l'organisme, épuisent leur action sur le même sujet, et cela, dans un espace de temps relativement assez limité, heureusement ou malheureusement, suivant le degré de résistance de l'organisme. Dans la syphilis, au contraire, après contact suspect, ce chancre induré n'apparaît au plus tôt que 24 heures, habituellement le 3e, 5e, assez souvent le 7e, quelquefois le 25e, exceptionnellement le 60e jour (1), sous forme d'une rougeur, quelquefois légèrement exulcérée, sur laquelle peut s'élever une vésicule, une pustule, puis cette lésion commence à s'indurer et est déjà, ou sera après 25 jusqu'à 125 jours (Rinecker, Vidal de Cassis) un signe d'imprégnation générale et l'on verra apparaître les symptômes secondaires.

(1) Une fois chez un marin embarqué depuis deux mois ; une deuxième fois, chez une femme détenue à Saint-Lazare depuis 60 jours (Belhomme et Aimé Martin. — (*Traité de la Syph. et des malad. vénér.* 1876, 2e édit.)

La marche, les périodes, la contagion de la syphilis sont soumises à certaines règles communes à d'autres maladies générales contagieuses (variole, vaccin, morve) ; aussi en l'absence de caractères spécifiques, il est nécessaire pour arriver à la solution du problème, de rechercher si cette sclérose primitive est déjà le signe de l'infection générale au moment de l'apparition de l'induration à la base du chancre, ou seulement alors que ses satellites habituels, les ganglions limitrophes, ont commencé à s'engorger, c'est-à-dire si une incubation plus ou moins longue est indispensable pour préjuger de l'existence déjà accomplie, ou de l'imminence de l'imprégnation générale.

La pathologie générale nous apprend, il est vrai, que la morve, assez rapprochée de la syphilis par ses caractères d'ulcération primitive des fosses nasales, s'en distingue néanmoins par le cours ultérieur de la maladie s'effectuant dans les poumons, les muscles (abcès subaigus, chroniques) ; en conséquence, les expériences de Renault d'Alfort (1848) sur 13 chevaux (cautérisation du point contaminé 24 heures après l'inoculation) ne peuvent nous fournir aucune donnée pour la solution de l'absorption immédiate du virus : la scène se passant dans deux organismes complètement différents, et les deux maladies étant dissemblables. Steinbrener, 1846, Bousquet, 1848 (*Traité de la vaccine*), tout en soutenant que l'absorption du vaccin a lieu immédiatement, lui reconnaissent cependant une certaine incubation, et admettant que la vaccine, comme la syphilis, préserve d'une seconde atteinte, malgré les cas d'une nouvelle variole constatés chez des personnes ayant sur le visage des traces indélébiles de la première maladie ; mais ils ne résolvent pas cette question d'absorption, et indiquent uniquement un rapprochement entre la vaccine et la syphilis, dans laquelle Diday (1), Köbner (2), Lancereaux (1875, *Traité de la syphilis*), admettent des faits de réinfection avec chancre induré, ce qui affirmerait seulement la possibilité de la cure des deux maladies. Pasteur, dont il faut toujours faire mention quand on traite des maladies virulentes, ne voit dans cette question de contagion qu'une culture progressive de parasites se laissant transmettre à un autre organisme. Actuellement, n'a-t-il pas démontré que le virus du choléra des poules peut provoquer une maladie mortelle sans exception ; mais que, par une culture mitigée de l'élément virulent, on peut obtenir un virus tellement

(1) *Histoire naturelle de la syphilis*. — *Archives de méd.*, 1862.
(2) *Wien. méd. Wochenschrift*, 1872.

affaibli qu'il développera la même affection, mais curable et préservant de la récidive de la première maladie (Académie de méd. 12 février 1880. *Gazette hebdom.)*. Hélas ! de pareilles expériences avec le virus de la vérole ne sont pas praticables ; nous n'avons pas de virus syphilitique mitigé pour pouvoir le communiquer à un organisme sain, libre de contagion.

La tuberculose a aussi avec la syphilis plus d'un point de similitude : 1° elle est transmissible (Villemin) ; 2° la résistance plus ou moins active de l'organisme joue un grand rôle dans les deux maladies : ainsi la syphilis chez un sujet peut ne se manifester que par un symptôme local sur la peau ou sur une muqueuse ; de même, la tuberculose peut se fixer dans un seul organe (larynx, testicule, etc.) ; 3° toutes deux, comme maladies acquises, sont curables ; comme maladies héréditaires, la tuberculose dans un âge plus avancé, la syphilis déjà sur le fœtus, ou bien sur l'enfant nouveau-né, font sentir leur action pernicieuse ; 4° les deux ont une période d'incubation ; pour la tuberculose, prouvée par Conheim (*Die tuberculose vom Standpuncte der Infectionslehre* Lipsk, 1880), qui, indroduisant dans la chambre antérieure de l'œil d'un lapin un fragment de noyau tuberculeux, ne vit de changement, dans ce fragment complètement limpide, que le 8e jour et le produit tuberculeux se retrouva plus tard dans le poumon et d'autres organes, c'est-à-dire qu'après une incubation il est résulté une infection générale.

En conséquence de tous ces faits de pathologie générale, les uns admettent que le virus transmis à notre organisme, au lieu de l'irritation, a besoin absolument des vaisseaux lymphatiques pour pénétrer dans le courant sanguin, et que l'induration, quelque légère qu'elle soit, est toujours un signe de l'infection générale. Cusco soutint même *(Gaz. des hôp.* 1862) que sans le chancre, qui du reste peut quelquefois manquer, l'infection peut avoir lieu, quoique habituellement une érosion de l'épiderme, de l'épithelium doit être la voie par laquelle le virus pénètre dans l'économie. — Belhomme et Martin (*loc. cit.*) ont très justement remarqué, qu'il est difficile d'admettre pourquoi le premier élément d'infection, de contagion, devrait subsister (ce qui du reste habituellement n'a pas lieu) pour se mélanger avec le virus parfaitement éclos et produire au lieu de première lésion un chancre hybride. Ils reconnaissent du reste que si l'infection s'effectue toujours au point de la lésion primitive, c'est par suite de l'irritation causée par la présence du virus : ainsi se passent les choses avec les pustules de vaccine, qui sont pourtant un phénomème de l'infection générale, c'est-à-dire de l'absorption immédiate du virus : l'intervalle de temps appelé incubation n'est qu'une période nécessaire pour le renouvellement du virus.

Les partisans de la non-infection immédiate demandent, pourquoi la sclérose initiale, ce prétendu signe d'infection accomplie, n'apparaît pas ailleurs, par exemple, sur un point quelconque dépouillé d'épiderme ou d'épithélium, mais toujours au lieu de contact, au point d'inoculation ? Si l'ulcération (la lésion primitive en général) apparue après 24 heures commence à s'indurer le cinquième et après 3, 4, 5, 6, 8 semaines sans changement local, apparaît la syphilis, comme conséquence inévitable, comment expliquer cette incubation plus ou moins longue ? Est-ce que la théorie du chancre mixte, presque exceptionnel, peut expliquer les métastases de l'organisme entier ? Pourquoi les partisans de cette théorie ne prescrivent-ils pas le mercure dès l'apparition de la sclérose, sans attendre les inévitables symptômes secondaires ? Pourquoi l'inoculation d'un chancre induré à un malade déjà atteint d'un ulcère de même nature provoque-t-elle dans la 2e ou la 3e semaine une induration secondaire (Biedencap, Beck) ? Comment encore expliquer le fait suivant, que j'observe en ce moment dans ma division : Une femme, qui depuis 5 semaines a, avec une adénite axillaire droite intense, 12 chancres indurés en cupule sur le sein droit réservé à un nourrisson, mort depuis, porte sur l'aréole du sein gauche réservé à son propre enfant resté sain jusqu'à présent (6 mois), trois chancres moins indurés, de fraîche date (2 semaines) avec une adénite axillaire gauche relativement légère.

Si pendant cette période d'incubation, il n'est pas possible de saisir à l'œil un changement quelconque apparent et si l'observation clinique ne fait que constater un fait déjà accompli, les recherches histologiques, au contraire peuvent, même avant l'apparition de la sclérose, déceler des altérations de texture bien accentuées. Dans le virus vaccin, ces changements de texture reconnus par Robin *(Bulletin de l'acad. de méd.* 1861*)* comme des altérations de l'élément primitif albuminoïde, par Chauveau (1868), comme des particules, éléments atomiques solides, seuls transmissibles, contenus dans les parties liquides, furent reconnus par d'autres anatomistes dans le virus syphilitique comme une généralisation de l'inflammation de la sclérose, se propageant aux vaisseaux sanguins et lymphatiques, par suite d'une multiplication de cellules, qui plus tard pénètrent dans le courant de la lymphe, dans le courant circulatoire (fait témoigné par l'induration d'un cordon induré lymphatique). Toutes ces altérations de textures étudiées récemment par Unna, 1877 (*Vierteljahresschrift für Dermat. und Syphil.*, nos 1, 2), sont la suite d'un œdème spécial du tissu cellulaire conjonctif, accompagné d'une exubérance et d'une multiplication de nouvelles cellules embryonnaires du chorion avec état inflammatoire oblitérant les veines et les artères (*endophlébites, endartérites oblitérantes*), c'est-à-dire un état de phlogose, d'infiltration par de nouvelles cellules des parois extérieures (*adventitia*), plus tard intérieures (*intima*) des veines et des artères. — Dans les vaisseaux lymphatiques pareilles altérations ne se rencontrent pas.

Cornil (1879, *Leçons sur la syphilis à l'hôpital de Lourcine*, p. 46) reconnaît, de même, que ce qui distingue spécialement le chancre induré, c'est une multiplication, une prolifération, une infiltration, une hyperplasie générale des glandes, des papilles de tous les tissus (cellulaire, conjonctif) (1), qui sont enflammés, infiltrés par des éléments lymphatiques cellulaires, lésions provoquant une induration œdémateuse et réagissant sur tous les vaisseaux de la région voisine. La cicatrice s'obtient facilement, car l'ulcération est superficielle; les papilles se débarrassent promptement des cellules lymphatiques ; le tissu muqueux, l'épithélium se renouvellent souvent avec une célérité surprenante. Donc, état inflammatoire, lésion du tissu conjonctif, des parois extérieures et intérieures des vaisseaux, véritable sclérose des vaisseaux et de tout ce qui se trouve à l'entour, voilà ce qui spécifie l'induration. La disposition plus ou moins superficielle des vaisseaux formant habituellement deux couches distinctes, selon que le lacis des vaisseaux superficiels ou profonds se trouvera infiltré, représentera ou l'induration parcheminée ou la sclérose classique, cartilagineuse. Cette infiltration dans le tissu conjonctif de cellules qui ne se développent que lentement et ne peuvent être que lentement résorbées explique : 1° l'incubation ; 2° la durée du chancre induré, c'est-à-dire le temps nécessaire pour la résorption de l'infiltration cellulaire. Enfin le Dr Cornil pense, sans se prononcer absolument, que le virus syphilitique n'agit pendant un certain temps que dans le point contaminé sur les cellules les plus rapprochées, qu'il dispose par progression à l'hyperplasie, ce signe caractéristique du chancre induré (*loc. cit.*). En considération de toutes ces altérations de texture, Auspitz (*Wien. med. Presse*, n. 50, 51, 1878) soutient que l'induration doit être considérée comme un symptôme local, initial, comme la première incubation des lésions histologiques précitées;

(1) Verson. B. 45, 1869. *Archiv. für pathol. Anatom.*

la deuxième incubation (*Brüttstatten*), c'est-à-dire le développement accompli de l'infection, se manifestera par la roséole et autres symptômes secondaires, car pendant la deuxième incubation le virus a pénétré dans le courant circulatoire et plus ou moins dans tous les tissus, pour *quelques-uns* par l'intermédiaire seul des vaisseaux lymphatiques, et par les ganglions : 1° vu l'indolence des ganglions ; 2° vu l'apparition du cordon induré lymphatique se dirigeant de l'ulcération aux ganglions, puis de ce dépôt général du virus, par le canal thoracique dans les veines et dans le courant circulatoire.

Mais alors l'induration initiale serait une lésion locale et ne serait pas la conséquence d'une infection générale devant se développer fatalement ; autrement de quelle façon le premier passage du virus par les vaisseaux lymphatiques et les ganglions a-t-il pu avoir lieu sans réaction apparente nuisible et ne se manifester que plus tard par l'induration, au moment de son second passage et son introduction dans le courant sanguin ? Jusqu'à présent, du moins, on n'a pas encore prouvé que le cordon induré soit toujours un vaisseau lymphatique, que les ganglions non seulement ne s'opposent pas au passage du virus, mais même le provoquent et s'infiltrent de l'extérieur à l'intérieur, avant que l'infection générale ne se soit développée.

Il résulte donc des recherches d'Unna et de Cornil que, dans la sclérose initiale du chancre, les parois extérieures et intérieures des vaisseaux sanguins sont plus épaisses, infiltrées, par suite leur canal est peu perméable ou à peu près imperméable, le cordon lymphatique, au contraire, est libre de ces lésions de texture (1) ; son induration provient de l'inflammation du tissu cellulaire infiltré et de tout le paquet des vaisseaux (*Gefässbündel*), c'est-à-dire est la continuation de la sclérose sans rapports avec les ganglions plus ou moins rapprochés, jusqu'auxquels en effet, jamais, ou bien par hasard, exceptionnellement, on a pu suivre le cordon (*bis zu welchen man in der That den Strang niemals oder nur zufallig und ausnahmweise verfolgen kann*).

Sous le rapport de la progression du virus, à partir de l'ulcération jusqu'aux ganglions plus ou moins engorgés, Fournier a prouvé la rareté du fait sur le cadavre à Lourcine. Cet engorgement des ganglions pouvant provenir d'une disposition lymphatique, scrofuleuse, tuberculeuse, d'un travail excessif, enfin de la cachexie syphilitique, accompagne il est vrai, souvent, mais pas

(1) Cas de Lewin (Berlin), *Klin. Woch.* (page 7 de cet article).

toujours la sclérose initiale et prouve davantage l'effet, la réaction de celle-ci, que la voie par laquelle le virus s'est introduit dans le courant circulatoire (Auspitz, *loc. cit.*).

Par conséquent, il nous semble plus facile d'accepter l'opinion qui soutient que le virus s'est glissé dans l'organisme de la lésion locale par les vaisseaux en général, mais non exclusivement par les lymphatiques; il est alors plus facile de saisir comment les lésions histologiques susdécrites (engorgement, infiltration, induration des tissus) se communiquant aux parois extérieures, intérieures, aux membranes des veines et artères, amènent leur oblitération (*endophlebitis, endoarteritis obliterans*), et enfin, progressant le long de ces vaisseaux jusqu'à leur intérieur, parviennent jusqu'au torrent sanguin.

Les auteurs suivants, par des recherches expérimentales ou cliniques, ont cherché à résoudre ce problème de l'incubation. En 1867, C. Mayer (*Centralblatt für chirurg.*) dans un cas, Ulric (1) dans trois cas d'excision, ont eu pour résultat une seconde induration sur place ou bien des symptômes secondaires;

Langenbeck (2), dans deux cas, a eu un succès après un an d'observation ;

Thiry (1870. *Presse médicale belge*, n° 38), dans un cas, résultat négatif;

C. Vogt (3), dans plus de 20 cas, a pratiqué l'excision même sans distinction du chancre, ne serait-ce qu'en vue d'une cicatrice plus prompte;

Kuszlinski, 1874 (4), dans un cas, après 3 ans, ne vit aucun symptôme secondaire;

Lewin (5), 1873, dans un cas; Caspary (6), 1876, dans trois cas, dont un présentait déjà des symptômes secondaires, ne réussirent pas : seulement Lewin fait cette importante remarque « *qu'en tendant à la lumière une petite lèvre très mince, outre un engorgement vasculaire, il ne lui fut pas possible, ni par le toucher, ni par la vue, de saisir quelque part que ce fut, le moindre engorgement des vaisseaux lymphatiques.* »

Sigmund a publié (*Wiener med. Presse*, 1867, n°s 43, 44. *Ueber die Behandlung der ersten Merkmale und Erscheinungen*

(1) 1867, *Berlin. klin. Wochenschrift*, n° 27.
(2) 1867, — —
(3) 1871, — — n° 38.
(4) *Dissertation ueber der Excision der Schanker.*
(5) *Berlin. klin Woch.*, *n°* 12.
(6) *Vierteljahresschrift für Dermat. und Syphil.*

der Syphilis) une statistique de 147 malades chez lesquels il a détruit la sclérose, dans le plus bref délai après la constatation de l'induration, par le sublimé corrossif, la pâte de Vienne et le sulfate de cuivre. Il résulte de cette statistique que 35 sur 39, c'est-à-dire 14 sur 15, sont restés indemnes de toute induration après destruction de la sclérose dès le deuxième jour ; 21 sur 24, après destruction dès le troisième jour ; sur 22 traités indifféremment, 11 furent contaminés ; 92 fois la source de contagion fut constatée. En 1878, Kolliker, sous le contrôle de Rinecker (*Centralblatt f. Chirurg.*, n° 48) dans 8 cas, excisés aux 7e, 9e, 14e jours après l'apparition du chancre, jusqu'à 7 semaines, avec une induration plus ou moins manifeste, dans trois cas n'a pas constaté de symptômes d'infection.

En 1879, Rydygier (*Leczenie chirurg. wiewiorow*, etc. Traitement chirurgical de la blenorrhagie et du chancre initial. *Gazeta lekarska* n° 45, Varsovie), dans trois cas, après un an et demi d'observation, les malades sont restés libres d'infection ultérieure.

C. Hueter (*Excision der ulc. Indurat.* (1) *Berlin, klin. Woch.*, 1867, n° 27), et plus tard (*Centralblatt f. Chirurg.*, 1879, 23, 24). *Zur Geschischte der Excision der Syph. initial Sclérose* (2), dans sept cas, deux fois après 6 mois, il n'y eût aucun symptôme secondaire ; une fois, seconde induration sur place. Pour lui toute sclérose doit être excisée dans le but d'arrêter l'évolution syphilitique, et d'amender les symptômes de la deuxième période.

Pick (1879, *Archiv f. expériment. Pathol. et Pharm.* Leipsik, p. 218), publia que, dès 1874, il excisait l'ulcération primitive A, dans des cas où la sclérose existait seule, et dans quelques-uns (combien ?), même après une observation d'un an et demi, il ne se déclara aucun symptôme syphilitique. Dans deux autres conditions B quand les ganglions étaient fortement engorgés, C, ou bien quand il existait déjà des symptômes de syphilis, les accidents ultérieurs présentèrent dans leur cours peu de différence à la règle, ils furent néanmoins *toujours* atténués.

En 1879, des quelques très succinctes et instructives réflexions sur l'excision du chancre induré (publiées par Ed. Klink (*Medycyna*, n°. 42, 43, 54. Varsovie), il résulte qu'après une excision (depuis 3, 6, 18 jours) sans engorgement des ganglions ? dans dix cas d'insuccès, sept lui appartenant en propre et trois cas empruntés il ne peut cependant (en observateur consciencieux sur un nombre

(1) *Excision du chancre induré.*
(2) *Histoire de l'excision de la sclérose initiale syphil.*

insuffisant de cas) nier la possibilité de l'absence d'apparition de la syphilis après excision du chancre induré. Klink pense néanmoins que l'excision n'est pas une garantie contre les pernicieux symptômes ultérieurs possibles de l'infection et conseille après les plus minutieuses investigations anamnestiques : 1° la plus scrupuleuse circonspection avant de poser le diagnostic ; 2° s'il est possible de continuer en collaboration les expériences ultérieures, avec confrontation de la source de l'infection 3° une observation suffisamment prolongée (plus de 3 mois) (2).

Zarewicz et Krowczynski, dans un cas particulier, eurent chacun un insuccès, 1879 (Przeglad Lekarski, Cracovie).

Toutes ces recherches expérimentales suivies de succès ou d'insuccès furent mieux appréciées depuis la publication des 32 observations d'Auspitz (1877 *Vierteljahresschrift f. Dermat. und Syphil.* n°s 1, 2 et surtout depuis le complément (*Wien. med. Presse.* 1879, n°s 17, 18), ajouté à la première description, d'où il résulte que l'apparition du chancre eut lieu entre 4 jours et 4 semaines, la cicatrice se termina six fois par première intention, dix-huit fois la cicatrice resta molle, treize fois il y eut seconde induration. En négligeant les malades qui ne se sont plus présentés à l'observation, et les cas insuffisamment observés, on voit que sur les 23 regardés comme complètement à l'abri de la critique la plus sévère (*Korrect, verwerthbare Falle*), neuf furent contaminés ; mais chez quatorze, après une observation de 16, 15, 14, 12 mois, deux de 11 mois, un de 9, 8, 6 mois et quatre de 4 mois 1/2, il n'y eut pas de symptômes secondaires. Actuellement les huit succès sur 19 cas de Folinea de Naples (*Annales de Dermat. et de Syph.* n° 2, 1880), ne peuvent que donner encore plus de retentissement à ce procédé de prophylaxie syphilitique.

Après avoir résumé cette statistique assez longue, plus ou moins complète, mais très importante, et devant contribuer en partie à la solution du difficile problème des indications de l'excision, et avant d'exposer le tableau synoptique de mes 30 observations commencées en octobre 1877, il me reste à faire quelques réflexions préliminaires.

En premier lieu, c'est que les 3/4 de mes malades étant soumis à un contrôle incessant, n'ont présenté, après les plus minutieuses investigations, aucune trace de syphilis ; 2° qu'il m'a fallu malgré ce

(1) Condition difficile à remplir et ne mettant pas absolument à l'abri de la part d'un esprit prévenu du reproche de partialité et d'une erreur de diagnostic.

(2) Terme insuffisant (5 ou 6 mois).

contrôle, n'accepter qu'avec réserve le jour de la contamination probable (entre 10 et 20), car il a pu se rencontrer un certain délai de présentation à la visite officielle, soit pour cause d'indifférence, de mauvaise volonté, de menstruation, d'absence plus ou moins prolongée, etc. Ensuite, sachant par expérience que les caractères extérieurs de la lésion ne suffisent pas toujours pour juger de sa nature, et afin d'assurer mon diagnostic, j'ai noté l'état d'engorgement des ganglions, observé les phases d'apparition, de suppuration et de formation de la cicatrice de la lésion problématique. Pour éviter toute erreur possible, j'ai retardé, au détriment du résultat de la statistique, l'excision aussi longtemps que la lésion pouvait être considérée comme étant sous l'influence d'une irritation quelconque (cautérisation, frottement, contusion), jusqu'à ce que cette irritation passagère se fut calmée sous l'influence de l'expectation et de moyens anodins (eau phéniquée, iodoforme, charpie). J'ai apporté la plus scrupuleuse attention à distinguer les folliculites quelquefois exulcérées, œdématiées, simulant l'induration spécifique. Une aussi minutieuse observation a été appliquée à l'appréciation de toute lésion pouvant prêter à l'ambiguité.

Dans l'état de formation de la cicatrice, il suffit de rappeler que la surface est d'un rouge plus ou moins foncé, comme de la viande fraîche, du jambon ; que cette surface, quelquefois couverte de filaments gluants d'épithélium, est lisse, se fondant avec les bords limitrophes, que la cicatrice se fait par cercles concentriques, dont le plus rapproché du bord de la peau en a presque la même teinte. Par conséquent la cicatrice s'épidermise (verhaütel) sans attirer les bords afférents, sans mettre à contribution l'entourage, comme cela a lieu avec le chancre mou, qui se cicatrise réellement (vernarbt). Sur cet épiderme frais restant plus ou moins rosé, plus tard se couvrant de squames faciles à détacher, on peut par le pincement obtenir des plis, et après cicatrisation complète, il reste peu de trace de cette sclérose, d'où il suit qu'une cicatrice témoignerait davantage d'un chancre mou que d'un chancre induré (Grünfeld. *Die Harte des Schankers als characteristicum der Initialform der Syphilis* (1) *Allgem. Wien. med. Zeitung*, n° 42, 1878). L'opinion contraire est plus répandue. S'il reste une cicatrice après un chancre mou, elle est blanche, sans trace de pigment à l'entour, mais après le chancre induré, il reste toujours une cicatrice et le Dr Moutaz (Recherches sur la trace indélébile du chancre syphilitique, ses caractères. — *Annales de Dermat. et de Syphil.*, 1880, n. 1),

(1) L'induration du chancre comme caractère de la sclérose initiale de la syphilis.

pense qu'elle peut servir de base à un jugement médico-légal. Nous sommes de l'opinion de notre ancien collègue le Dr Doyon, qu'il est quelquefois difficile, même par une investigation minutieuse, de retrouver cette première voie d'infection, si surtout une autre maladie des parties génitales a déjà laissé une cicatrice.

Outre toutes ces difficultés d'appréciation scrupuleuse du passé d'un malade, il faut encore prendre en considération, pour éviter une erreur de diagnostic les dispositions scrofuleuses, tuberculeuses, lymphatiques, qui plus d'une fois donnent un caractère de gravité à toute autre maladie et peuvent par conséquent provoquer une induration accidentelle, passagère à une ulcération simple. Il faudrait enfin, s'il est possible, constater la provenance (2) de l'infection.

N'ayant pas, sous ce rapport, de données suffisantes, il faut attendre que de longues et patientes expériences ultérieures, avec confrontation, élucident cette question encore non résolue d'une incubation plus ou moins prolongée, et qu'elles nous expliquent pourquoi le virus est resté dans l'intérieur de nos tissus pendant un certain laps de temps sans se mélanger au sang? Pourquoi une pareille séquestration a besoin de 5, 25, exceptionnellement 60 jours d'incubation?

Si l'on admet que notre organisme a sa manière d'être et de réagir contre toute maladie, que pendant l'incubation le chancre induré n'est pas encore le signe d'une infection accomplie, mais un accident local réagissant sur place, ce que, du reste, certifient les altérations histologiques trouvées dans les tissus, dans les vaisseaux sanguins, plus tard, dans les vaisseaux lymphatiques et les ganglions (lésions qui réagissent seulement par agglomération, prolifération, au début sur l'entourage, à la fin sur toute la constitution) ; si l'on admet dis-je, ces propositions, on se trouve autorisé à profiter du court moment de répit offert par l'incubation et à détruire à fond, le plus tôt possible, le mal dans sa source même, dans l'induration avant qu'elle n'ait imprégné tout l'organisme.

(2) Bertherand, de Strasbourg (*Traité des mal. vénér.*), plus tard Langhebert (1860, *Traité théor. et prat.. des mal. vénér.*), soutenaient que la différence de nature des parties inoculées décide de la nature de la lésion locale. Fournier, 1860, *De la contagion de la syph.*) ne doute pas que pour la contagion il faut avant tout un véhicule, c'est-à-dire du pus et vu qu'il y en a moins sur le chancre que sur la plaque muqueuse, il en résulte qu'il regarde celle-ci comme étant plus contagieuse. Lancereaux, 1874 (*Traité de la syphilis*) et Diday rapportent des faits d'incubation de 28 jours après une contagion par plaque muqueuse et de 18 jours par chancre induré : mais la syphilis paraît plus faible après la première qu'après le second. Plus longue serait l'incubation, plus faible serait la poussée secondaire.

Belhomme et Martin (1876, *loc. cit.*) inclinent vers cette manière de voir.

NUMÉRO D'ORDRE.	JOUR D'ENTRÉE.	INCUBATION PROBABLE.	ADÉNITE SPÉCIFIQUE.	DATE définitive de L'INCUBATION.	1re EXCISION.	SUTURE.	CICATRICE			2e EXCISION.	SUCCÈS		INSUCCÈS		SYMPTOMES ULTÉRIEURS.	SUITES INCONNUES.
							1re INTENTION.	2e INTENTION.	2e INDURATION.		DURÉE.	DEGRÉ.	ÉPOQUE.	ÉPOQUE.		
1877											mois.		jours.			1877
1	11/10	10	Bilatérale légère.	10	11/10	2	1	»	»	»	»	»	»	»	. . . .	1
2	12/11	16	»	17	13/11	4	»	1	»	»	»	»	»	»	. . . .	1
3	28/12	18	Bilatérale franche	12	4/1	3	»	1	»	»	»	»	60	1	Plaque muqueuse, solution Labarraq 3 fois, puis pendant 2 ans, rien.	»
4	22/12	8	»	9	23/12	3	»	1	»	»	24	1	»	»	. . . .	»
5	26/12	8 (?)	»	18	7/1	»	»	1	»	»	»	»	»	»	. . . .	1
6	31/12	16	»	16	20/2	»	»	1	»	»	7	1	»	»	. . . .	»
1878																1878
7	17/4	8	Unilatérale.	11	20/4	»	»	1	»	»	1	»	90	1	Roséole maculeuse.	»
8	21/4	4	Légère.	6	25/4	»	»	1	»	»	6	1	»	»	. . . .	»
9	26/5	2 (?)	Polyadénite.	2 (?)	26/5	2	»	1	»	»	»	»	90	1	Roséole maculeuse et plaque muqueuse.	»
10	26/5	5	»	5	26/5	1	»	1	»	»	»	»	90	1	Plaque muqueuse.	»
11	2/7	10	»	10	2/7	»	»	1	»	»	11	1	»	»	. . . .	»
12	15/6	4 (?)	Grave.	6 (?)	17/6	»	»	1	»	»	»	»	90	1	Roséole maculeuse.	»
13	18/6	5 (?)	Polyadénite.	6 (?)	19/6	»	»	1	»	»	»	»	30	1	Roséole papuleuse, plaque muqueuse.	»
14	14/7	4	Monoadénite.	2	14/7	2	1	»	»	»	»	»	»	»	. . . .	1
15	4/7	8 (?)	Polyadénite grave.	10 (?)	6/7	4	1	»	»	»	»	»	30	1	Plaque muqueuse unique.	»
16	4/7	5	Bilaterale.	7	6/7	4	»	1	»	»	»	»	150	1	Roséole maculeuse abondante.	»
17	26/8	5	»	6	27/8	3	»	1	»	»	»	»	»	»	. . . .	1
18	10/9	4	Polyadénite.	7	13/9	1	»	1	»	»	»	»	60	1	Roséole papuleuse.	»
19	25/10	4 (?)	Bilatérale.	5	26/10	3	»	1	»	»	»	»	150	1	Plaque muqueuse	»
20	4/12	2	Bilatérale degré moyen.	4	6/12	4	»	1			»	»	»	»	(*) 26/1 2e excision.	
						4			1	* 1	»	»	»	»		
1879						2	»	3e ind.	3e ind.	* 1	7	1	»	»	(*) 31/1 3e excision.	1879
21	16/1	3 (?)	Polyadénite gauche.	7	21/1	1	»	1	»	»	»	»	60	1	Roséole maculeuse.	»
22	15/2	5 (?)	Bilatérale.	4	16/2	1	»	1	»	»	»	»	25	1	Roséole maculeuse papuleuse.	»
23	11/1	3	Gauche.	13	21/1	»	»	1	»	»	»	»	30	1	Roséole papuleuse.	»
24	25/2	8	Bilatérale.	9	1/3	1	»	1	»	»	»	»	150	1	Plaque muqueuse	»
25	12/4	4	Degré majeur.	15	5/5	1	»	1	»	»	»	»	30	1	Roséole maculeuse papuleuse	»
26	21/6	1	Bilatérale.	6	22/6	»	1	1	1	»	»	»	90	1	Roséole maculeuse, plaque muqueuse	»
27	23/6	13	»	14	24/6	1	»	1	»	»	6	1	»	»	. . . .	»
28	21/7	15	»	16	22/7	1	1	»	1	1	7	1	»	»	. . . .	»
29	20/10	7	Unilatérale.	8	21/10	3	1	»	»	»	»	»	»	»	. . . .	»
30	10/1 1880	2	Légère.	9	21/1	1	»	»	1	1	60	En expectation, succès probable				1 1880
							6	22	5	4		7		16		7

De ce résumé il résulte que je me suis borné à pratiquer l'excision dans des cas assez récents (4, 6, 10, 11, 18, 19 jours) ou d'induration récidivée (4 fois) ; que le terme définitif de l'excision est difficile à fixer d'avance. En effet, on attend habituellement jusqu'à ce que non seulement l'ulcération elle-même s'indure franchement, mais que les ganglions voisins s'engorgent : une pareille indécision (qui m'est arrivée plus d'une fois, par suite d'une trop scrupuleuse constatation de la sclérose) et ce retard forcé du moment opportun d'action ont diminué la somme des succès. On comprend cette indécision, mais sans aucun doute l'excision hâtive ne peut qu'être une condition favorable pour le malade. D'après la théorie ancienne, l'excision de l'induration récidivée ne semblait pas capable d'arrêter l'explosion des symptômes secondaires, ni même de retarder ou d'atténuer leur évolution et cependant l'expérience clinique a démontré non seulement ce qu'on pouvait en attendre sous ce rapport (hist. XXX), mais encore elle a fait voir que l'apparition ultérieure de la syphilis (obs. XX) n'avait pas encore été constatée au bout de 7 mois. On peut encore espérer un résultat aussi favorable pour la malade (obs. XXX); chez elle, en effet, après plus de 2 mois, les ganglions avaient de beaucoup diminué le jour de la sortie, et le teint, l'embonpoint, l'extérieur en général avaient repris toutes les apparences de la santé.

Le manuel opératoire et le pansement (Lister) sont en eux-mêmes très simples : lavage avec une solution de 3 à 4 0/0 d'eau phéniquée ; sous le spray bien saisir toute l'induration soit avec les doigts ou des pinces à griffes et enlever d'un coup la totalité de l'induration ; poursuivre l'extirpation jusqu'à ce que la plaie soit complètement lisse sans trace de point suspect ; quelquefois application d'une ou deux ligatures ; s'il y a un léger suintement, solution de sesquichlorure de fer, quelques sutures d'après la grandeur de la plaie, puis charpie avec une solution de 2 à 3 0/0 d'eau phéniquée ou iodoforme.

Parmi mes 30 cas j'ai eu seulement 6 cas de cicatrice par première intention, cinq fois induration récidivée : la cicatrice restée molle, même après l'apparition d'accidents secondaires prouve que le manque d'induration n'est pas une garantie de succès. Pour éviter tout reproche de partialité, je compte parmi les inconnus l'observation XXX, parmi les insuccès l'observation III dans laquelle, exceptionnellement, au commencement de mes expériences, au lieu de l'extirpation d'une induration douteuse récidivée, j'ai employé trois fois une solution de Labarraque avec du calomel : ce qu'il est difficile, ce me semble, de considérer comme un traitement spécifique suffisant pour arrêter les accidents secondaires, qui ne se sont plus montrés après deux ans.

En somme, parmi mes 30 faits, j'ai 7 cas douteux; 6 ne se sont pas présentés, 1 en expectation depuis plus de 2 mois; 16 insuccès (4 roséoles macul. 2 ros. macul. avec plaq. muq. 3 ros. maculo-papuleuses, 4 plaq. muqueuses, 1 roséole papuleuse, 1 ros. papuleuse et plaq. muqueuse); 7 succès dont 2 après 6 mois, 3 après 7 mois, 1 après 13 mois, 1 après plus de 24 mois d'observation.

Si je réunis actuellement tous les faits qui me sont connus jusqu'à présent :

Langenbeck.	sur 2	1 succès.	Pick.	»	1	1 succès.
Kuszlinscki.	» 1	1 »	Unna.	»	8	2 »
Sigmünd.	» 39	35 »	Auspitz	»	23	14 »
Kolliker.	» 8	3 »	Folinea (1).	»	19	8 »
Rydygier.	» 3	3 »	Les miens.	»	30	7 »
Hueter.	» 7	2 »				
	sur 60	45 succès.		sur	81	32 succès.

Nous avons sur 141 cas, 77 succès. De pareils résultats ne peuvent que très hautement plaider en faveur de l'opinion d'Unna, Auspitz, Cornil que le chancre initial n'est que le premier stade dans l'évolution du virus syphilitique ; le deuxième serait la pléïade limitrophe du chancre ; ils autorisent, sans interprétation trop favorable des faits, à poser certaines indications et à tirer les conséquences suivantes : 1° que repousser de parti pris, par respect des idées théoriques les faits acquis, ne peut que retarder la solution tentée du problème de la signification de l'incubation (2) ; 2° que pour éviter tout reproche d'une erreur de diagnostic, chaque expérimentateur doit chercher par une investigation minutieuse à écarter toute probabilité douteuse du passé du malade ;

3° Que s'il s'est déjà rencontré quelque erreur de diagnostic (Auspitz, cité par Klink), il n'est pas possible d'admettre que parmi tous les succès il ne soit question que de chancres mous pris pour des chancres indurés; surtout si l'extirpation a eu lieu sous le contrôle de Rinecker, Vogt, et pour mes deux derniers cas, sous le contrôle de mon honorable collègue d'hôpital, Dr Rozanski ; en tout cas la condamnation du fait en général par quelques au-

(1) *Annales de Dermat. et de Syph.*, 1880, n° 2.

(2) Comme faits antérieurs analogues connus, négation de la contagion pour les accidents secondaires; réprobation proclamée, il y a 20 ans, contre l'ovariotomie, etc.

teurs ayant un insuccès sur un cas d'expérimentation est au moins trop hâtive trop absolue !

4° Que par suite l'extirpation, comme moyen prophylactique, pouvant, dans certaines conditions, arrêter l'évolution de la syphilis peut être indiquée dans les cas récents (2, 3, 4, 5 jours) et même plus tard ;

5° Que les cas dans lesquels, avant l'excision, les ganglions étaient assez fortement engorgés, et après l'excision ont diminué ou sont passés à l'état de suppuration par le redoublement d'irritation provoquée par l'extirpation, tendent à prouver que les ganglions n'étaient que sympathiquement affectés ;

6° Que le moment le plus favorable pour l'excision (1) (alors même qu'il s'agirait de chancres mous), (Rydygier), serait quand les ganglions ne sont pas encore engorgés, car on change une ulcération contagieuse en une plaie simple facilement cicatrisable ; en outre, l'inquiétude pénible du malade, les appréhensions du praticien seront abrégées dans leur durée (10 mois au plus) (2) tandis que si l'on eut laissé sans intervention opératoire une lésion pouvant s'indurer, devenir infectante, on eut exposé le malade à toutes les chances d'un cercle vicieux d'interminables accidents secondaires et tertiaires ;

7° Qu'en cas d'insuccès le malade profitera tout au moins du répit accordé dans l'apparition éventuelle possible d'accidents secondaires de beaucoup atténués (3) ;

8° Qu'en cas d'induration récidivée il faut enlever cette deuxième et même une troisième sclérose dans le but d'arrêter encore l'évolution du virus (obs. XX) et peut-être (obs. XXX) : *b*) en vue de diminuer la quantité de virus fournie par l'ulcère, car alors même que les symptômes secondaires seraient inévitables, ils seront de beaucoup atténués ;

(1) L'excision, car la cautérisation ne donne pas assez de garantie de destruction complète.

(2) Espace de temps que le médecin pourrait, à la rigueur, fixer à 7 ou 8 mois. « au grand bienfait désiré des intérêts matériels et moraux d'un malade me- « nacé d'un refus — s'il remettait à plus long délai — pour cause...... un « mariage désiré — (Fait de Delpech). »

(3) Si l'excision faite à temps a mis fin chez les deux sexes au processus, c'est-à-dire, 1° à la progression ascendante de contagion, 1, 2, 4, 8, 16, 32, 64, 120, etc. 2° Chez la femme, aux avortements répétés ; 3° à la syphilis héréditaire ; 4° chez l'homme, à la fécondation tarée et à ses suites...

L'excision tardive préviendra, pendant 3, 5 mois, de la part des deux sexes, la progression ascendante de contagion, (*a*) chez la femme, peut-être le premier avortement et atténuera, d'après l'expérience des faits actuellement acquis, peut-être les symptômes de syphilis héréditaire (jusqu'à présent par des données statistiques) ; (*b*) chez l'homme, la fécondation tarée.

9° Que si, pour les chancres classiques fortement éburnés accompagnés d'une pléïade de ganglions engorgés, l'extirpation ne peut arrêter l'explosion d'accidents secondaires, car la deuxième période d'infection est déjà un fait accompli, l'expérience prouvera si l'excision n'est pas encore de nature à modifier la gravité des symptômes subséquents;

10° Que les parties extérieures du pénis, prépuce, non la couronne du gland, les grandes, les petites lèvres, les caroncules; sont les plus favorables à l'extirpation, chez les deux sexes *toute partie* du corps accessible est passible d'excision, devrait-on même payer par une petite perte de substance (Dr L. Jullien) le bénéfice d'être libéré de la syphilis. Tout ulcère non accessible aux ciseaux, au bistouri, devrait être détruit par le thermo-cautère Paquelin (Rudygier, *loc. cit.*)

Après avoir fait l'inventaire de toutes les expériences déjà acquises à la science, persuadé que les altérations histologiques, actuellement reconnues comme pathognomoniques, seront confirmées par un plus grand nombre d'autorités compétentes, puissé-je avoir provoqué des expériences ultérieures, qui décideront, si nos espérances dans la recherche d'une prophylaxie plus certaine contre ce fléau de l'humanité, la syphilis, ont été illusoires.

Si le Dr L. Jullien, esprit droit, observateur sévère, ne craint pas de dire (*Annales de Dermat. et de Syph.*, 1880, n° 2)... « des idées théoriques, qu'il faudra peut être adopter, nous n'en avons cure » je crois qu'il est juste et scientifique que les principes soient obligés de s'accomoder aux faits, quand ces derniers sont en nombre suffisant et ont une valeur positive pour tout médecin non imbu d'idées théoriques, pour tout juge loyal et consciencieux.

Lemberg, 20 mai 1880.

J. CHADZYNSKI.

Paris. — Société d'imprimerie PAUL DUPONT. (Cl.) 135.7.80.

www.ingramcontent.com/pod-product-compliance
Lightning Source LLC
LaVergne TN
LVHW021532140926
848035LV00047B/1307
* 9 7 8 2 0 1 9 6 5 2 5 8 6 *